LE TRAITEMENT DE LA TUBERCULOSE

PAR

Les Sels de Cuivre

EN FRANCE ET A L'ÉTRANGER

(1885-1912)

Par M. le Docteur E. LUTON

Médecin des Hôpitaux

REIMS

MATOT-BRAINE, IMPRIMEUR - LIBRAIRE - ÉDITEUR

Henri MATOT (I ⚘), Fils & Successeur

6, RUE DU CADRAN-SAINT-PIERRE, 6

1913

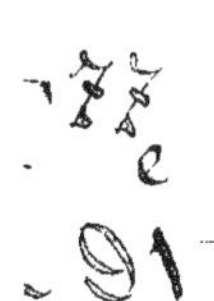

DU MÊME AUTEUR

Traitement de la diarrhée verte des enfants, *in Revue mensuelle des maladies de l'Enfance,* Sept. 1892.

Traitement du choléra à l'Hôpital des Enfants-Malades, *in Revue générale de clinique et de thérapeutique,* Sept. 1892.

Tuberculoses chirurgicales et phosphate de cuivre, *in Revue mensuelle des maladies de l'Enfance,* Déc. 1892.

Traitement de la Tuberculose par les sels de cuivre, Thèse de Paris 1894, Steinheil éditeur.

Un cas de contagion de la Tuberculose, *in Union Médicale du Nord-Est,* Avril 1894.

Traitement des hernies de l'Enfance par les injections de serum artificiel, *in Revue mensuelle des maladies de l'Enfance,* Déc. 1894.

Fracture de jambe, non-consolidation du tibia ; guérison par les injections de serum artificiel, *in Union Médicale du Nord-Est,* Février 1895.

Nouvelles observations de Tuberculoses traitées par l'acétate de cuivre, *in Union Médicale du Nord-Est,* Oct. 1896.

Psoriasis et Eau oxygénée, *in Union Médicale du Nord-Est,* Oct. 1897.

Deux observations d'abcès froids traités par les injections de serum oxygéné, *in Union Médicale du Nord-Est,* Février 1898.

De l'action des sels de cuivre dans certaines affections de l'Enfance, *in Union Médicale du Nord-Est,* Janv. 1899.

Traitement des épanchements synoviaux chroniques, *in Union Médicale du Nord-Est,* Juillet 1900.

De l'eau oxygénée dans le traitement de la Tuberculose pulmonaire au second degré, *in Union Médicale du Nord-Est,* Déc. 1901.

Quelques réflexions au sujet de l'Huile de foie de morue, *in Union Médicale du Nord-Est,* Mai 1904.

Le traitement des abcès froids par l'Eau oxygénée depuis 1896, *in Union Médicale du Nord-Est,* Juin 1904.

La diphtérie à l'Hôpital Civil en 1905, *in Union Médicale du Nord-Est,* Mars 1906.

Un traitement du Lupus, communication à l'Association pour l'Avancement des Sciences, Congrès de Reims 1907.

Les injections cupriques dans la Tuberculose, *in Union Médicale du Nord-Est,* Octobre 1912.

Tuberculose et sels de cuivre, *in Province Médicale,* Décembre 1912.

LE TRAITEMENT DE LA TUBERCULOSE

PAR

Les Sels de Cuivre

EN FRANCE ET A L'ÉTRANGER

(1885-1912)

Par M. le Docteur E. LUTON

Médecin des Hôpitaux

REIMS

MATOT-BRAINE, IMPRIMEUR - LIBRAIRE - ÉDITEUR

Henri MATOT (I ⚜), Fils & Successeur

6, RUE DU CADRAN-SAINT-PIERRE, 6

—

1913

Le Traitement de la Tuberculose
par les Sels de Cuivre

En France et à l'Étranger
1885-1912

Un travail paru récemment dans la *Province Médicale* (1) m'a permis de rappeler les caractéristiques du traitement de la Tuberculose par les sels de cuivre, tel qu'il avait été conçu par A. Luton en 1885 et développé les années suivantes, et tel que je l'avais exposé dans ma thèse de 1894 et dans un certain nombre d'autres publications. A ce propos, je regrettais de ne pouvoir m'étendre sur les travaux publiés par d'autres auteurs depuis l'origine de la médication, d'autant plus que certains d'entre eux méritaient de retenir l'attention et que l'étude de ce sujet me paraît traverser actuellement une phase décisive ; c'est pour combler cette lacune que je me propose aujourd'hui de reprendre l'historique de la question en donnant une analyse succincte des faits les plus intéressants.

Avant l'année 1885, il n'existait pour ainsi dire rien concernant le traitement de la Tuberculose par les sels de cuivre. Cependant Swédiaur, Simmons et plusieurs autres médecins anglais et américains ont eu recours au sulfate de cuivre associé à l'ipéca comme vomitif dans la phthisie pulmonaire, et certains médecins allemands l'ont employé dans les maladies des organes respiratoires avec sécrétions pathologiques abondantes, telles que bronchorrhée, phthisie laryngée et pulmonaire, avec la pensée de combattre non la maladie, mais le symptôme, en se servant des

(1) E. LUTON. — *Tuberculose et sels de cuivre*, in Province Médicale, 14 Déc. 1912.

propriétés physiologiques du cuivre. Parmi eux, il convient de citer surtout Bartenstein. Egalement, en Allemagne, certains sels de cuivre, principalement l'oxyde noir, ont été utilisés avec succès comme topiques dans la scrofule ; Hoppe, de Bâle, Bayle et Guersant en France, ont retiré pour le traitement d'engorgements ganglionnaires volumineux des avantages marqués d'un mélange d'oxyde de cuivre et de chlorhydrate d'ammoniaque, en attribuant au sel ammoniac toute l'efficacité de la médication. Notta, de Lisieux, et après lui de nombreux chirurgiens, ont employé à la cautérisation des trajets fistuleux d'abcès ossifluents la liqueur de Villate, alors d'un usage courant en médecine vétérinaire ; enfin j'ai rappelé ailleurs le nom de Payan, d'Aix, qui se servait d'une pâte de sulfate de cuivre comme escharotique dans le traitement du lupus.

*
* *

C'est dans le courant de l'année 1885 que A. Luton, dont la pensée était depuis longtemps dirigée vers l'étude d'une thérapeutique antituberculeuse, fut amené à rechercher s'il n'existait pas dans les effets de la liqueur de Villate une autre action que celle d'un topique plus ou moins énergique et s'il n'y avait pas lieu d'accorder à l'acétate de cuivre qui la constituait en grande partie un rôle plus important et plus général que celui qui lui avait été primitivement assigné. Dès cet instant, le cuivre entrait dans la thérapeutique antituberculeuse avec un but défini et spécial : les résultats obtenus dans son application à la plupart des manifestations de la tuberculose pouvaient le faire considérer comme un véritable spécifique et parurent par la suite justifier cette conception. Dès lors, plus d'effets physiologiques à rechercher, mais à éviter au contraire soigneusement, pour laisser au seul effet thérapeutique toute sa puissance, et développer cette action particulière qui semble agir sur la lésion elle-même, malgré la diversité des modes d'introduction du métal dans l'organisme. •

Pour réduire au minimum les effets physiologiques du cuivre, A. Luton dut faire un choix parmi les différents sels cupriques qui se présentaient à l'expérience. C'est à l'acétate neutre de cuivre (verdet) qu'il continua à donner la préférence après l'avoir quelque temps comparé au chlorure de cuivre. Il l'employa d'abord seul, en pilules, en potions et surtout en injections hypodermiques. Puis il l'associa pour l'usage interne à l'opium, à l'eau de chaux, au bismuth, mais sans résultats particuliers ; d'ailleurs l'étude de nouvelles préparations où entrait comme agent auxiliaire le phosphate de soude qui, sans réveiller l'influence topique, paraissait décupler les propriétés dynamiques du remède principal, ne tarda pas à s'imposer. L'association du phosphate de soude et de l'acétate de cuivre, en formant par double décomposition un phosphate de cuivre *à l'état naissant* et susceptible de se redissoudre dans un milieu alcalin, donna lieu d'abord à l'emploi de pilules et de potions à l acéto-phosphate de cuivre ; puis dans le but d'injecter facilement le nouveau sel, il fallut trouver une préparation où le phosphate de cuivre se tint en suspension dans la glycérine, sous forme d'un colloïde diffusible et dialysable Ce fut le *phosphate de cuivre colloïdal.*

Toutes ces recherches furent relatées, dans des notes séparées, de 1885 à 1887 par l'*Union Médicale du Nord-Est* et condensées dans un travail publié par la *Revue générale de Clinique et de Thérapeutique* en septembre 1887. (1)

Pendant cette première période, les recherches de A. Luton eurent peu d'échos dans le monde médical. C'est seulement dans le courant de 1888, que l'on voit apparaître, sous une autre signature que celle du promoteur de la méthode, une formule de pilules contre la phthisie due au Dr Rouquette, médecin de l'Hôpital de Bône, formule assez complexe d'ailleurs où l'acétate de cuivre figure entre la créosote, l'iodoforme, l'arséniate de soude, etc., et dont l'auteur dit avoir retiré des avantages notables (2). Mais, la même année, le Dr Charlier fait paraître une

(1) A. LUTON. — *De l'Acétate de cuivre en thérapeutique.* Union Médicale du Nord-Est, Décembre 1885.
— *Tuberculose et sels de cuivre.* Union Médicale du Nord-Est, Mars 1886.
— *Tuberculose et sels (phosphate) de cuivre.* Union Médicale du Nord-Est, Février 1887.
— *Le phosphate de cuivre et la tuberculose,* Revue générale de Clinique et de Thérapeutique, Septembre 1887.

(2) *Bulletin de la Phthisie pulmonaire,* Revue trimestrielle des recherches expérimentales cliniques et thérapeutiques sur la tuberculose, juin 1888.

brochure sur le traitement spécifique de la phthisie pulmonaire par le cuivre (1). Cette publication, inspirée par les recherches de A. Luton et aussi par celles de Dumoulin, de Gand, dont il est juste de signaler ici les essais sur la non-toxicité des sels de cuivre et leur application à la scrofulose (2), confirme les premiers résultats obtenus. L'auteur emploie de préférence le sulfate de cuivre associé au sulfate de fer et à la codéine ou la morphine, en faisant remarquer que le fer, que beaucoup de praticiens rejettent de la thérapeutique antituberculeuse, n'a jamais provoqué entre ses mains, le moindre symptôme de congestion et d'hémoptysie. Je dois ajouter que dans des recherches ultérieures, j'ai moi-même utilisé comme adjuvants certains sels de fer et que je n'ai jamais observé d'accidents de ce genre.

Presque en même temps, le Dʳ Alf. Stocquart, de Bruxelles, aborde le même sujet, en rapportant le cas d'une jeune fille atteinte d'une tumeur blanche du poignet, compliquée d'une induration pulmonaire, et totalement guérie par le traitement cuprique (3).

En janvier 1890, le Dʳ Liégeois, de Bainville-aux-Saules, apporte à son tour les résultats qu'il a obtenus dans le traitement de la tuberculose par les sels de cuivre (4) : il s'est servi surtout de pilules d'acéto-phosphate, et reconnaît au traitement cuprique une action favorable dans la tuberculose au 1ᵉʳ degré et dans la scrofulose (ganglions mésentériques et autres), mais la spécificité du cuivre ne lui paraît pas démontrée ; il pense que celui-ci agit seulement comme médicament d'épargne et reconstituant.

Après avoir rappelé au Congrès de la Tuberculose, en 1888, et au Congrès de Thérapeutique, en 1889, qu'il existait un traitement de la tuberculose par le cuivre, et publié encore quelques notes destinées à préciser son application, A. Luton, dans un

(1) E. Charlier. — *Traitement spécifique de la Phthisie pulmonaire par le cuivre*, 1888, O. Doin, éditeur.

(2) Dumoulin. — *De l'emploi thérapeutique de sels de cuivre dans la scrofulose*, in *Semaine médicale*, décembre 1885.

(3) Alf. Stocquart. — *Cas d'arthropathie tuberculeuse du poignet, guérie par des préparations à base de cuivre*, in *Archives de Médecine et de chirurgie pratiques de Bruxelles*, décembre 1888.

(4) Ch. Liégeois. — *Le traitement des tuberculoses par le cuivre. Bulletin médical des Vosges*, janvier 1890.

nouveau mémoire paru en mars 1892 (1), montra les difficultés
qui s'opposaient à l'efficacité de la méthode dans la tuberculose
au second degré, les causes des insuccès constatés et les moyens
qui s'offraient pour y remédier. Il pensa, un moment, trouver
dans le sulfate, et mieux l'acétate de cuivre ammoniacal, un
agent plus en rapport avec les conditions nouvelles du problème
en utilisant ses propriétés diffusibles, d'autant plus que le cuivre
étant déjà reconnu comme s'éliminant par la surface pulmonaire
(Danger et Flandin), l'ammoniaque ne pouvait que concourir à
augmenter ce pouvoir. Mais en dehors d'une légère action anti-
thermique, le nouveau sel ne présenta pas d'avantages marqués
sur les autres préparations.

C'est également en 1892 que, dans le service de mon maître
le Dr de Saint-Germain, à l'Hôpital des Enfants-Malades, qui,
m'encouragea fort à y expérimenter la méthode cuprique sur les
tuberculoses articulaires, je pus me livrer à mes premières
recherches personnelles, et je ne tardais pas à en publier les
heureux résultats dans la *Revue mensuelle des Maladies de l'Enfance* (2). Ce furent les injections de phosphate de cuivre colloïdal
qui me servirent dans tous les cas et je fus immédiatement frappé
de la façon dont réagissaient les lésions à l'injection cuprique ;
cette réaction, qui n'avait pas échappé à A. Luton, fut pour moi
l'objet de nouvelles remarques faites à l'hôpital maritime de
Berck : je les ai rapportées par la suite.

A la fin de l'année suivante, en décembre 1893, le Dr Filleau,
apporte à son tour, dans la *Clinique française*, le résultat de ses
recherches sur la question (3). Pour éviter l'action trop vive qui
pouvait résulter de l'injection de phosphate de cuivre, cet auteur
est revenu à l'emploi d'injections de sel soluble et s'est servi
d'une solution de tartrate double de cuivre et de soude au 100° ;
il se plaît à reconnaître les bons effets qu'il a retirés de ce mode
de traitement, que le Dr Jouin (4) a également appliqué avec

---

(1) A. LUTON. — *Caractères et traitement de la tuberculose au second degré.
Union médicale du Nord-Est*, mars 1892.

(2) A. LUTON. — *Tuberculoses chirurgicales et phosphate de cuivre*, in *Revue mensuelle des Maladies de l'Enfance*, 1892.

(3) A. FILLEAU. — *Action thérapeutique du cuivre dans la tuberculose*, in *Clinique
française*, décembre 1893.

(4) Même citation que ci-dessus.

avantage à des cas de péritonite tuberculeuse en utilisant une pommade à l'acétate de cuivre.

En janvier 1894, je cherche à exposer aussi complètement que possible, dans ma thèse inaugurale (1), la méthode du traitement cuprique de la tuberculose. Dans une première partie, j'y passe en revue les modalités de l'agent thérapeutique, en y faisant rentrer deux nouvelles préparations : le *sérum cuprique*, atténuation du phosphate colloïdal, obtenu par l'association de l'acétate de cuivre et du sérum artificiel de A. Luton, et les pilules cupriques au tannin. L'action des sels de cuivre chez les tuberculeux fait l'objet d'un chapitre important. La seconde partie est réservée à l'exposé des faits cliniques : tuberculose cutanée, en particulier le lupus, les ulcérations tuberculeuses ; — l'impetigo même y trouve sa place à cause de sa nature scrofuleuse — tuberculoses du tissu cellulaire, des ganglions externes, des articulations, des os, des testicules ; enfin, l'étude du traitement de la tuberculose pulmonaire et des autres manifestations bacillaires internes, termine ce travail.

Il aurait été évidemment intéressant de compléter cet exposé par un chapitre de thérapeutique expérimentale, en montrant *in vitro* l'action directe du cuivre sur le bacille tuberculeux, et en rapportant le résultat d'expériences pratiquées sur les cobayes. Ce n'est pas que j'aie négligé ce côté de la question ; et même, malgré les doutes qui existaient sur la constitution intime des bacilles et le peu de tendance qu'on ait montré à considérer leur membrane enveloppante comme de nature végétale, je n'ai pas hésité à rechercher quel pouvait être leur degré de résistance à l'action de l'oxyde de cuivre ammoniacal, le seul sel connu pour dissoudre la cellulose (Schweitzer). De même j'ai fait d'assez nombreuses inoculations à des cobayes. En dehors de la constatation de survie assez longue chez les animaux soumis au cuivre, constatation peut-être insuffisante en elle-même pour établir la réelle valeur du traitement, je n'avais rien d'assez positif à exposer et je me suis abstenu d'en parler. Nous verrons plus loin que d'autres ont obtenu des résultats appréciables sur ce point. Dans le même ordre d'idées, on m'a

(1) E. LUTON. — *Traitement de la tuberculose par les sels de cuivre. Thèse de Paris*, 1894, Steinheil, éditeur.

reproché de n'avoir pas fait d'examens bactériologiques des crachats : on oubliait ainsi que j'avais eu surtout affaire à des enfants qui n'ont pas l'habitude d'expectorer au dehors, que surtout une tuberculose au début n'est pas une tuberculose ouverte et ne peut qu'exceptionnellement mettre des bacilles en liberté, et qu'enfin si le tuberculeux est guéri, il ne doit plus cracher ; aussi est-il difficile de comprendre les observations rapportées par certains auteurs où la guérison de tuberculeux se trouve annoncée par le résultat bactériologique négatif des crachats.

La nécessité d'atténuer la réaction des éléments tuberculeux en présence du cuivre à la période de ramollissement et surtout quand il s'agit des ulcérations du poumon, et la recherche d'un agent particulier, antiseptique général, cicatrisant et tonique tout à la fois, demeuraient les deux termes du problème. A. Luton en 1895 crut avoir trouvé dans le *phosphergot*, association de l'ergot de seigle et du phosphate de soude, un auxiliaire précieux qu il considéra comme « une source d'énergie qui se » communiquait à tous les cas de débilité, sans être le remède » d'une maladie particulière ». (1) Cette médication mérite d'être étudiée de nouveau.

Entre temps, le prof. R. Kobert, de Dorpat, avait proposé l'emploi d'un sel organique de cuivre, le *Kupferhæmol*, qui me sembla d'une absorption facile pour les malades susceptibles. (2)

Puis deux publications rapportant de nouveaux faits parurent sous ma signature en 1896 et en 1899. (3) Vers cette époque, mes recherches sur l'action remarquable de l'eau oxygénée dans le traitement des abcès froids me conduisirent à considérer

---

(1) A. LUTON. *Le Phosphergot.* Union Médicale du Nord-Est, Août 1895.

(2) R. KOBERT. — *Ueber den jetzigen Stand der Frage nach der Pharmakologischen Wirkungen des Kupfers, in* Deutschen. Medicinischen Wochenschrift — Leipsig 1895.

(3) E. LUTON. — *Nouvelles observations de Tuberculose traitée par l'acétate de cuivre.* Union Médicale du Nord-Est, Octobre 1896 — *De l'action des sels de cuivre dans certaines affections de l'Enfance.* Union Médicale du Nord-Est, Janvier 1899.

cet antiseptique comme l'auxiliaire tant désiré pour amener la cicatrisation des ulcérations pulmonaires. Je l'utilisai concurremment avec les pilules cupriques sous forme de pulvérisations laryngées et trachéales en me contentant de la neutraliser au moment de l'emploi au moyen du bicarbonate de soude ou mieux du phosphate de soude. (1). Les résultats obtenus furent assez favorables ; mais on pourra évidemment douter de la réelle pénétration de l'eau oxygénée à travers la glotte; certains auteurs n'admettent pas en effet que cela soit possible aux liquides pulvérisés. L'action de l'eau oxygénée dans ce cas ne se serait donc produite qu'à la suite d'une absorption par les voies digestives qui l'auraient transformée en un simple tonique reconstituant. Pour rendre cette pénétration plus sûre, je me suis servi alors d'injections trachéales en associant l'eau oxygénée à la glycérine ; c'est surtout dans les cas de phthisie laryngée que j'ai eu recours à cet expédient qui m'a paru fatiguer beaucoup les malades. Utilisée en lavages comme médication secondaire dans les fistules et surtout dans le lupus, l'eau oxygénée par contre a apporté au traitement cuprique un aide qui n'était pas à dédaigner. Les résultats en ont été publiés en 1907. (2)

Pendant ces recherches personnelles, je n'ai à signaler que deux publications intéressant la méthode cuprique : L'une en 1903 du Dr Artault (3) à propos du traitement de la fistule anale. Localement, cet auteur fait à l'intérieur des fistules des injections de solution d'acétate de cuivre au 50me ou au 100me et prescrit comme médication interne des pilules d'acétate de cuivre associé à l'extrait de noyer. L'autre en 1906 émane du Dr Ruelle, de Commentry, qui rapporte l'observation d'une arthropathie tuberculeuse guérie par le cuivre (4)

---

(1) E. Luton. — *De l'eau oxygénée dans le traitement de la Tuberculose pulmonaire au second degré.* Union Médicale du Nord-Est, Déc. 1901.

(2) E. Luton. — *Un traitement du Lupus.* Association pour l'avancement des Sciences, Congrès de Reims 1907.

(3) Artault. — *Traitement de la fistule anale.* — *Journal de Médecine de Paris,* 1903.

(4) Ruelle. — *Sels de cuivre et arthropathies tuberculeuses.* — *Centre Médicale et pharmaceutique,* Avril 1906.

En 1909 paraît un travail du DʳBillard, de Clermont-Ferrand,(1)
qui recommande pour le traitement de la tuberculose pulmonaire
les inhalations de poussières de verdet ; il considère que le
traitement de Luton n'est plus « qu'un souvenir qu'il a pu
» réveiller encore dans la mémoire de quelques vieux praticiens ».
Pour cet auteur, sa technique est une médication véritablement
nouvelle, sans communauté avec la méthode de Luton et elle
lui est inspirée par les observations qu'il a recueillies sur le
personnel d'une usine de verdet. Ceci confirme surtout les
résultats fournis par Villemin dans ses *Études sur la tuberculose*
et que j'ai rapportés dans ma thèse : « Une des mortalités les
» plus faibles s'observe chez les ouvriers qui manient le cuivre
» (2,73 sur 1.000) ; on serait peut-être tenté d'attribuer ce
» résultat au métal, mais les épiciers ne fournissent que 2,84,
» les brossiers 2,30 pour 1.000 ».

Toujours est-il que malgré le certificat de décès délivré par
le Dʳ Billard à la méthode cuprique, différents auteurs se sont
chargés depuis 1885 de démontrer son existence (peu tapageuse,
il est vrai) et que quelques-uns même s'occupent actuellement de
lui donner une vitalité nouvelle.

Avant de parler des travaux auxquels je fais illusion, je dois
signaler encore les recherches du Dʳ Gaussel (2), de Montpellier,
qui a utilisé les injections *d'électrocuprol* chez les tuberculeux
fébriles ; il a surtout observé des améliorations du côté des
symptômes généraux et en particulier dans certains cas la
disparition de la fièvre ; mais il ne voit dans le sel employé
qu'un agent antiinfectieux et tonique, sans action spécifique. J'ai
rappelé ailleurs que je m'étais servi d'électrocuprol dès l'apparition des métaux colloïdaux et qu'il ne m'avait pas semblé
présenter des avantages particuliers. Quelques inoculations
même pratiquées à cette époque sur des cobayes ne m'ont pas
donné de résultats plus décisifs que ceux que j'avais obtenus
autrefois avec d'autres sels cupriques. L'électrocuprol peut

(1) G. BILLARD. — *Traitement de la Tuberculose pulmonaire par les inhalations
de poussières de verdet.* — *Presse Médicale*, Avril 1909.

(2) GAUSSEL. — *Les injections d'électrocuprol chez les tuberculeux fébriles.* —
Communication au *XIᵉ Congrès français de Médecine* (Lyon 1911) et *article du
Progrès Médical*, Décembre 1911.

cependant être rapproché de la solution d'acétate de cuivre et être employé à sa place.

Sur les conseils du professeur Finkler, directeur de l'Institut hygiénique de Bonn, trois expérimentateurs, Mme la professeur Comtesse de Linden, de Bonn, pour la partie purement expérimentale et bactériologique, le professeur Meissen, de Hohenhonnef pour la tuberculose interne, et le Dr Strauss, de Barmen, pour les tuberculoses externes, se sont livrés à une série de recherches sur le traitement chimique de la tuberculose et en particulier sur les sels de cuivre. Les résultats de leurs études ont été rapportés d'abord au Congrès de la Tuberculose de Rome en avril 1912, puis réunis dans un mémoire que je vais m'efforcer de résumer au moins dans ses parties essentielles (1).

Deux préparations appartenant à des groupes chimiques totalement différents furent expérimentées concurremment : l'une était constituée par du bleu de méthylène chloré ou iodé, l'autre par une solution aqueuse de chlorure de cuivre ; mais celui-ci, ayant présenté des effets trop irritants, fut vite remplacé par un tartrate double de cuivre et de potasse, puis par une émulsion huileuse du cuivre et de lécithine.

La comtesse de Linden reconnut *in vitro* que la préparation de bleu de méthylène chloré ou iodé en solution à 1 °/oo colorait énergiquement et rapidement les bacilles tuberculeux ; ceux-ci perdaient leur activité en 24 heures. Le chlorure et le tartrate de cuivre en solution à 1 °/o aboutissaient au même résultat dans un temps de 12 à 24 heures, l'émulsion de cuivre et de lécithine à 1 °/o agissait à partir de la cinquième heure et tuait les bacilles en 24 heures.

Les injections de bleu de méthylène et des sels cupriques à des cobayes inoculés de tuberculose humaine, coloraient chez ces animaux les parties infectées : le bleu de méthylène était réduit et apparaissait en vert sur les noyaux tuberculeux qui, après exposition à l'air, reprenaient leur teinte bleu clair ; au

---

(1) *Beiträge zur Chemotherapie der Tuberkulose.* — Extrait des « *Beiträge zur Klink der Tuberkulose* » du professeur Brauer, Würzburg 1912.

microscope, on pouvait distinguer parfois dans les préparations des bâtonnets déliés, colorés en bleu et composés de grains. Au contact du cuivre, les bacilles se coloraient d'abord en vert, puis laissaient apercevoir à travers leur membrane d'enveloppe des grains bruns. Les granulations tuberculeuses étaient également teintes en brun ; sous l'action de l'ammoniaque, on obtenait une coloration d'un bleu intense, faisant conclure à la présence d'un sel de cuivre. Enfin, il était démontré que les globules blancs servaient de véhicules au bleu de méthylène et les globules rouges au sel cuprique.

L'intérêt residant pour notre sujet, dans les expériences touchant les sels de cuivre, on me permettra de ne pas m'étendre longuement sur les résultats concernant le bleu de méthylène chloré ou iodé et de rapporter surtout les observations auxquelles l'emploi du cuivre a donné lieu.

Les cobayes inoculés reçevaient l'injection cuprique, soit à la fin de la 3ᵉ semaine, soit de la 2ᵉ, suivant qu'ils avaient été plus ou moins fortement infectés, tandis qu'avec le bleu de méthylène il fallait opérer de préférence dès le 8ᵉ jour, au plus tard, le 14ᵉ jour. Le point de la piqûre ne tardait pas à présenter quelquefois de l'infiltration avec nécrose, lorsqu'on employait le chlorure ou le tartrate de cuivre, tandis que l'émulsion de cuivre et de lécithine était mieux supportée. Celle-ci donnait à peine lieu à une réaction inflammatoire, contrairement à ce que l'on observait avec les autres sels cupriques et avec la tuberculine.

L'injection cuprique occasionnait généralement une assez forte élévation de température qui s'effaçait au bout de 2 ou 3 jours. Le poids de l'animal, après avoir subi une diminution notable se relevait d'une façon appréciable et plus rapidement que chez les cobayes traités au bleu de méthylène iodé. La survie était plus longue que chez les animaux témoins (11ᵉ et 20 semaines). La tuberculose ne se généralisait pas et il n'y eut jamais à noter de tuberculose miliaire. Le point d'inoculation s'effaçait et présentait une cicatrice nette. Les lésions restaient en foyers et suivant le degré de l'infection primitive guérissaient et devenaient stériles ; d'autres se capsulaient. Les ganglions étaient sclérosés et quelquefois contenaient un peu de pus. L'auteur rapporte en particulier le cas d'un cobaye qui 57 jours après

— 14 —

l'inoculation et après avoir présenté un abcès et des ganglions
au lieu d'infection, avec augmentation de la rate assez marquée,
à la suite du traitement cuprique se trouvait guéri de sa tuberculose externe, la rate avait diminué de volume, les poumons
restaient silencieux, le poids du corps avait augmenté : la survie
fut de 11 semaines.

La Pr de Linden recommande pour ces expériences d'injecter
au début une dose assez forte de cuivre et de continuer le traitement pendant assez longtemps avec des doses plus faibles pour
laisser l'animal en expérience sous l'influence prolongée de la
médication.

Dans un autre travail, la comtesse de Linden (1) confirme les
expériences précédentes et constate que les préparations qu'elle
a étudiées ont donné comme résultats chez les cobayes traités :
« une survie notable, la guérison radicale des foyers tuberculeux,
» et dans quelques cas jusqu'à présent, une inertie des bacilles
» tuberculeux assez prononcée pour que les inoculations des
» ganglions ou du reste des foyers pulmonaires chez l'animal en
» expérience ne donnent lieu à aucune infection ». L'auteur
fait remarquer de plus que la préparation cuprique arrête la
tuberculose plus rapidement que la substance colorante qui doit
être injectée également en solution beaucoup plus diluée ; enfin
qu'elle a l'avantage d'être toujours agissante malgré une maladie
intercurrente, tandis que le bleu de méthylène est inefficace au
cours d'une infection d'écurie.

Pendant que s'affirmait ainsi par des expériences de labora-
toire l'action du cuivre dans la tuberculose, le professeur Meissen, de son côté, se rendait compte de sa valeur dans son sana-
torium de Hohenhonnef. Lui aussi, se servit des deux composés
chimiques employés par la comtesse de Linden, le bleu de mé-
tylène chloré ou iodé et l'émulsion de cuivre et de lécithine. Ses
essais portèrent sur 47 malades et bien qu'il ne donne pas dans
son travail les résultats particuliers qu'il a obtenus et qu'il
réserve pour une autre publication, son opinion est très favorable.

Le Dr Strauss, de Barmen, s'est occupé pour sa part, des sels

(1) Gräfin von LINDEN. — *Weitere Erfahrungen mit einer chémothérapie der
Tuberkulose*, extrait de *Müncherer medicinischen Wochenschrift*, n° 47, 1912.

de cuivre et du bleu de méthylène chloré ou iodé, en les appliquant aux tuberculoses externes et surtout au lupus. Il a employé ces deux médications séparément ou ensemble : Pour le cuivre, obéissant à des considérations biologiques particulières, l'expérimentateur a fixé son choix sur l'association du sel cuprique et de la lécithine dont il s'est servi en pommades, pilules, capsules et tablettes, (le kupferhœmol du prof. Kobert a aussi été utilisé), et enfin en injections sous-cutanées, intramusculaires ou même intraveineuses. Il a obtenu dans le lupus la réaction inflammatoire que j'ai mentionnée à plusieurs reprises. Dans la tuberculose osseuse, cette réaction s'est également manifestée et a paru d'autant plus intense que la lésion était plus étendue. C'est en somme la confirmation de ce que j'ai rapporté dans ma thèse de 1894 et au Congrès de Reims, en 1907.

Dans un travail plus récent, le Dr Strauss précise ses premières recherches et les résultats obtenus en les accompagnant de photographies des cas les plus intéressants. Il a traité ainsi plus de 70 cas de lupus et de tuberculoses externes et insiste sur la nécessité d'employer la lécithine qui doit détruire la gaine cireuse du bacille, en même temps qu'elle augmente l'action spécifique du cuivre et qu'elle exerce une influence favorable sur l'état général du malade. Peut-être se forme t-il au niveau des tissus tuberculeux une substance antibacillaire du genre de la tuberculine ? Peut-être y a-t-il production de toxines déterminant l'apparition d'éléments de protection qui accroîtraient la capacité de résistance du sujet ? Toujours est-il que pour cet auteur, le traitement actuel des tuberculoses externes, se réduit à ceci : localement, applications d'onguent composé de cuivre et de lécithine avec ou sans bleu de méthylène iodé, à l'alcool et sans graisse, (les sels inorganiques de cuivre lui paraissent plus irritants que l'association cuivre-lécithine) et comme traitement général, injections cupriques avec ou sans lécithine. Le cuivre colloïdal ne lui a pas donné de grands résultats.

Tel est le résumé des travaux des collaborateurs du professeur Finkler. Je dois ajouter qu'il diffère sensiblement de celui

---

(1) A. STRAUSS. — *Weiterer zur Chemothérapie der aüsserer Tuberkulose,* extrait de la *Münchener Medicinischen Wochenschrift,* n° 50 1912.

qu'un médecin parisien qui recherche la guérison de la tuberculose par un produit spécialisé contenant de l'iode, a fait paraître récemment et dans lequel tout ce qui a trait au cuivre a totalement disparu. Dans son analyse, l'auteur met à l'actif de l'iode, pour les besoins de sa cause, tous les résultats obtenus ; de sorte qu'on peut supposer que la médication cuprique est restée tout à fait étrangère aux 47 malades du prof. Meissen et aux 70 du Dr Strauss. Il me faut donc renvoyer le lecteur aux mémoires de ces expérimentateurs, afin qu'il se rende compte par lui-même de l'importance qu'y revêt le traitement cuprique si singulièrement passé sous silence par le médecin de Paris ; il sera d'ailleurs certainement frappé de la communauté d'idées qui a dirigé les travaux des trois auteurs allemands et les recherches de A. Luton et les miennes, et en même temps de la conformité des résultats.

Il ne me reste plus à citer pour compléter cette revue générale que deux publications récentes que j'ai fait paraître, l'une dans l'*Union Médicale du Nord-Est* (1) dans laquelle je cherche à mettre en garde les praticiens contre l'emploi inconsidéré de certaines injections dans la tuberculose au second degré, l'autre, dans la *Province Médicale*, que j'ai signalée au début de ce travail et qui n'est d'ailleurs qu'un nouvel exposé résumé du traitement.

Peut-être l'ensemble des faits que je viens de rappeler, les succès énoncés par d'autres que par A. Luton et par moi, finiront-ils, avec les recherches qui se continuent activement à l'étranger, par éveiller l'attention d'une façon plus générale ! Peut-être aussi ceux qui paraissent s'être donné la tâche en France de diriger les esprits dans la lutte contre la tuberculose, devant les résultats venant du dehors, qu'ils rapportent eux-mêmes comme des choses nouvelles et dont ils s'étonnent fort, se décideront-ils, je n'ose dire à reconnaître la valeur de la méthode cuprique, mais tout au moins à la mentionner au même titre que les autres médications et, tout en rendant hommage à la science étrangère, comme une découverte française !

(1) E Luton. — *Les injections cupriques dans la Tuberculose, Union Médicale du Nord-Est*, Septembre 1912.